Dʳ J. PRIVAT

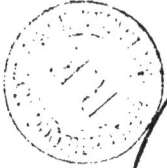

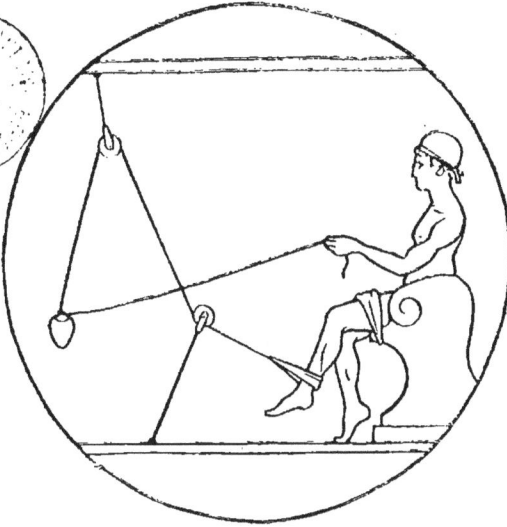

La Mécanothérapie de guerre.

Privat.   Maloine.

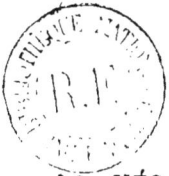

LA MÉCANOTHÉRAPIE DE GUERRE

DU MÊME AUTEUR

Dʳ J. PRIVAT

Assistant à Paris du Dʳ Calot, de Berck,
Médecin aide-major de territoriale.

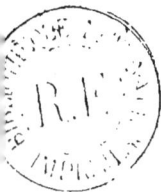

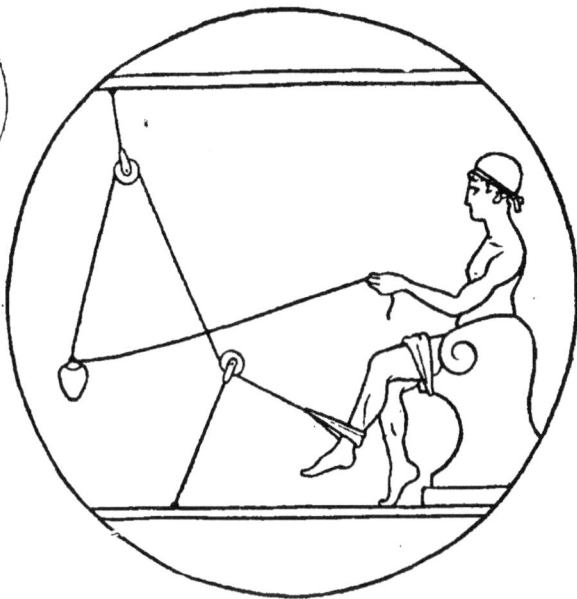

La
Mécanothérapie
de Guerre

PARIS	TOULOUSE
LIBRAIRIE A. MALOINE	ÉDOUARD PRIVAT
ÉDITEUR	ÉDITEUR
23-27, rue de l'École de Médecine.	14, rue des Arts, 14

1915

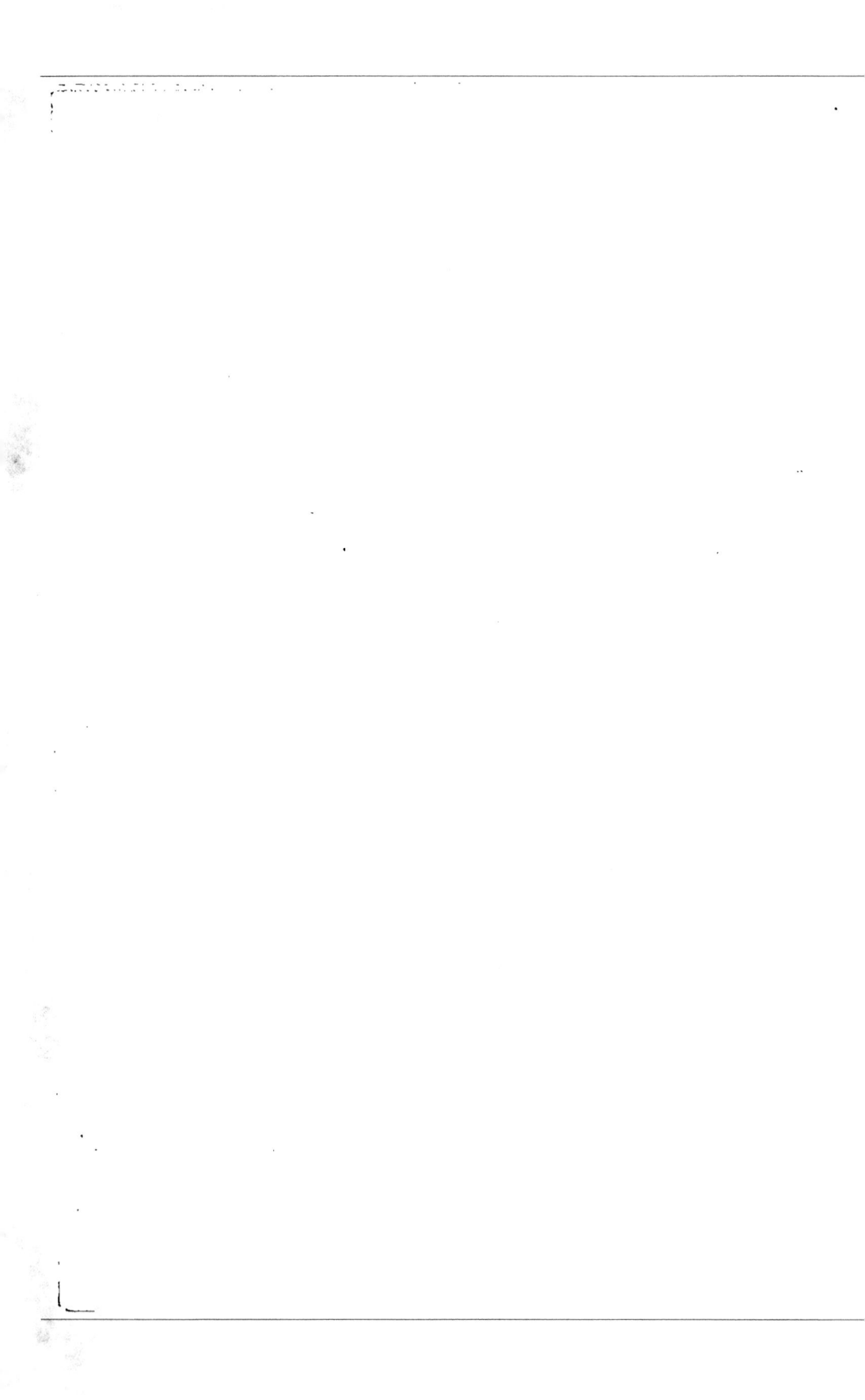

LA

MÉCANOTHÉRAPIE DE GUERRE

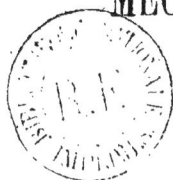

Le nombre des blessés de guerre porteurs de
raideurs articulaires est très grand. Il ira en
augmentant.

Ces séquelles doivent nous préoccuper à un
double point de vue.

1° Elles rendent trop longtemps inutilisable
un contingent considérable de soldats qui pourraient repartir sur le front.

2° Elles risquent de créer des tares permanen-
tes qui feront plus tard de ces hommes une charge
pour l'État, une inutilité pour le pays.

A juste titre, le service de santé s'est préoccupé
de cet état de choses, et, pour y remédier, il a
créé de nombreux centres de mécanothérapie;
malheureusement ils risquent de devenir insuffi-
sants.

Aussi serait-il désirable que toutes les formations sanitaires pussent assurer les soins nécessaires à un plus grand nombre de malades[1].

Mais, diront les médecins militaires : « La bonne volonté ne nous manque pas, ce qui nous fait défaut ce sont les connaissances spéciales et surtout ce sont les installations spéciales. Nous n'avons pas dans notre hôpital le matériel nécessaire pour instituer des traitements mécanothérapiques. »

Je vais essayer de leur montrer que tous peuvent construire des appareils simples, réalisables « avec les seuls moyens du bord ». Sans doute, quelques cas, très peu nombreux, nécessiteront des soins plus importants; ce sont ceux-là qui devront être les seuls clients des centres spéciaux où à la mécanothérapie on pourra adjoindre tout l'arsenal de la physiothérapie et au besoin de l'orthopédie.

1. Les épreuves de cet ouvrage étaient déjà sous presse quand, sous l'initiative de M. Lachaud, le Ministère de la Guerre a organisé des cours de Rééducation physique destinés précisément à initier les médecins militaires à la mécanothérapie simple.

MÉCANOTHÉRAPIE PASSIVE

I

Ce qu'on peut appeler la *mécanothérapie de guerre* n'est qu'un chapitre très court de la mécanothérapie ; en effet, elle s'adresse seulement à *des sujets primitivement sains* dont le jeu normal d'une ou plusieurs articulations se trouve limité soit par des rétractions cicatricielles des muscles et de la peau, soit par le fait d'une immobilisation prolongée, d'une entorse, d'une luxation réduite, d'une arthrite traumatique.

Il nous suffira donc de connaître seulement pour ces lésions : 1° les fautes à éviter pour ne pas nuire ; 2° comment diriger le traitement ; 3° comment nous procurer un appareil de mécanothérapie destiné à distendre les tissus rétractés, à rompre les adhérences qui entravent ou empêchent les mouvements articulaires, sans qu'il nous soit nécessaire de posséder des appareils plus compliqués, utiles certainement quand il s'agit de refaçonner des surfaces articulaires déformées, de faire jouer longuement des articulations rouillées, mais dont l'emploi n'est pas ici indispensable pour détruire une ankylose ou augmenter l'amplitude des mouvements d'une *articulation saine* passagèrement enraidie.

A. — CE QU'IL NE FAUT PAS FAIRE.

1° Il ne faut pas surtout mobiliser une articulation tant qu'il existe *une élévation thermique* imputable au foyer à mobiliser.

2° Il ne faut pas mobiliser à l'aide d'un appareil tant que la *consolidation* d'une fracture siégeant sur un des deux leviers articulaires n'est pas complète.

3° Il ne faut pas que la mobilisation provoque une *douleur vive*, car cette douleur traduit la production d'une entorse ou même d'une arthrite traumatique : celles-ci laissant l'articulation sensible la rendent moins facilement mobilisable et même peuvent donner naissance à de nouvelles adhérences contre lesquelles on aurait à lutter par la suite ; c'est ce qui explique que des articulations ainsi meurtries perdent souvent les quelques mouvements qu'elles possédaient avant ces séances malencontreuses[1]. Aussi est-il nuisible de

1. En effet, s'il suffisait de rompre les adhérences, le mieux serait d'endormir le malade, puis de lui mobiliser de force son articulation. On a tenté cette thérapeutique et les résultats ont été désastreux, les articulations étaient après ces manœuvres plus raides qu'avant.

vouloir gagner trop à chaque séance et, dans certains cas, de trop les rapprocher. Dans la description d'une séance de mobilisation nous insisterons sur la fréquence des séances et sur la manière de régler l'effort que l'on peut et que l'on doit exercer sur une articulation. Il faut bien savoir, en effet, que dans la mobilisation de ces articulations enraidies il faut *aller doucement* pour *obtenir rapidement beaucoup*, que le médecin qui saura ménager les articulations est celui qui les mènera le plus loin et que, ici plus qu'ailleurs peut-être, le mieux est souvent l'ennemi du bien. On obtient plus d'une articulation sensible par des séances répétées et indolores que par des séances douloureuses et espacées.

4° Il ne faut pas créer des *mouvements anormaux*. Il suffira de s'inspirer de la physiologie des articulations et de comparer l'amplitude des mouvements du côté malade et du côté sain.

B. — CE QU'IL FAUT FAIRE.

1° Mobilisation précoce.

Je ne ferai que mentionner l'importance qui existe à mobiliser le plus tôt possible une articulation longtemps immobilisée; c'est le meilleur moyen d'éviter l'ankylose. Je n'insisterai pas, car mon but n'est pas de dire comment traiter les fractures, mais seulement de montrer comment on peut mobiliser, par des moyens simples, des articulations déjà enraidies[1].

2° Mobilisation effective.

Quand on veut mobiliser une articulation, la principale source d'échecs réside dans ce fait : on croit produire des mouvements dans l'articulation elle-même et on les produit seulement dans les articulations complémentaires; en effet, chaque articulation peut suppléer aux mouvements qu'elle doit accomplir par des mouvements se passant dans les articulations voisines; c'est cette *suppléance* qu'on doit empêcher.

Aussi nous nous efforcerons de montrer dans chaque cas particulier à quel mouvement du levier fixe de l'articulation on doit s'opposer

---

1. Cependant, comme cette mobilisation précoce me paraît capitale, je dirai ce qu'il faut entendre par ces mots : mobiliser le plus tôt possible.

Quel que soit le siège de la fracture, le chirurgien doit lui-même, dès le trentième jour au plus tard, dès le quinzième si la fracture est fermée, soulever hors de l'appareil, au besoin en le soutenant sur sa longueur à l'aide d'une écharpe ou d'une attelle, le membre fracturé, et mobiliser d'une manière passive les articulations enfermées dans l'appareil.

pendant la mobilisation de l'autre levier, nous contentant de dire une fois pour toutes que de cette immobilisation plus ou moins précise dépendent non seulement la rapidité des résultats, mais encore l'efficacité des manœuvres de mobilisation qui, sans cela, n'auraient d'autre effet que de développer des suppléances articulaires.

3° Développer d'abord les mouvements qui existent.

Soit une articulation de l'épaule, le malade peut produire quelques degrés de flexion et d'extension, mais l'abduction n'est pas possible. Il faudra dans les premières séances ne s'attaquer qu'à la flexion et à l'extension, et ce n'est que lorsque ces mouvements auront acquis une certaine amplitude que l'on essaiera d'écarter le bras du tronc. On sera surpris des progrès que l'on constatera alors et qui seront obtenus beaucoup plus facilement et avec moins de douleur que si on avait commencé par eux.

4° Développer *tous* les mouvements de l'articulation.

Il ne suffit pas qu'un bras puisse avancer, reculer, il doit pouvoir également s'écarter du tronc, posséder des mouvements de rotation. Le méde cin, en suivant la marche indiquée dans le paragraphe précédent, ne devra négliger aucun de ces mouvements primaires, et quand il les aura rendus à son malade, celui-ci aura par le fait même, lorsque l'articulation traitée en sera capable, les mouvements de circumduction.

Voilà ce qu'il ne faut pas faire et ce qu'il faut faire. Voyons maintenant comment on peut réaliser ce qu'il faut faire.

II

APPAREIL SIMPLE POUR MOBILISER
LES ARTICULATIONS

Sur le levier articulaire à mobiliser et perpen_
diculairement à son axe, installez une traction
continue à l'aide d'un poids et d'une corde se
réfléchissant sur une poulie, mais faites que *cette
poulie ne soit pas fixe* : accrochez-la à une corde
descendant du plafond. Cette corde doit avoir
une longueur d'au moins 0^{m}5o.

Ainsi modifié votre appareil cesse d'être « appareil à traction continue » ; il est devenu « appareil de mécanothérapie » ; en effet, lorsque le poids
balance, il produit d'une manière très douce et
rythmée des tractions passant progressivement
d'un maximum à un minimum et inversement.

Cet appareil simple, que l'on peut réaliser partout, serait insuffisant s'il ne pouvait être gradué.
En effet, toutes les articulations n'ont pas la
même sensibilité : l'une réagit douloureusement
au moindre mouvement, l'autre supporte aisé-
ment des mouvements d'une certaine amplitude ;

un appareil complet de mécanothérapie doit pouvoir s'adapter à ces cas particuliers.

Avec deux poulies de diamètres inégaux, vous

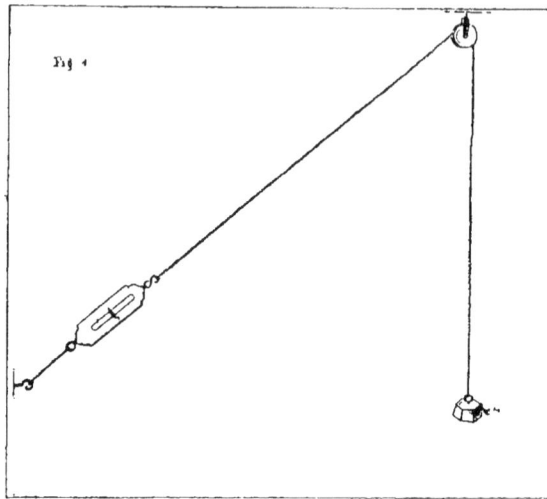

Fig. 1. — *Appareil à traction continue.* La poulie est fixe, elle est vissée au plafond. Quand le poids oscille, le dynamomètre n'indique que des variations imperceptibles.

pourrez établir les cinq dispositifs suivants (*fig. 1, 2, 3, 4, 5*) donnant chacun un rendement différent pour un même poids et vous permettant par conséquent de diminuer ou d'augmenter, à votre gré, l'écart entre la traction maximum et la traction minimum.

1° Si l'articulation est très sensible et que le

moindre mouvement soit pénible, soumettez-la à
une traction s'exerçant à l'aide d'une *poulie vissée*

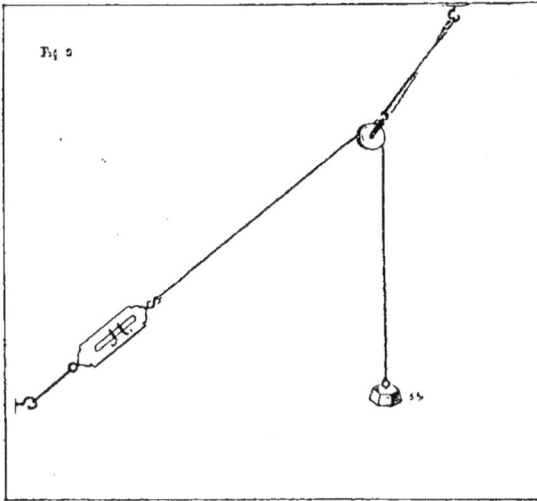

Fig. 2. — *Appareil de mécanothérapie*. La poulie n'est plus
fixe, elle est accrochée à une corde descendant du plafond ;
le dynamomètre enregistre des valeurs différentes pour les
différents temps de la course du poids.

au plafond. Quand le poids oscillera, les variations
seront imperceptibles.

(Pour un poids de 5 kilos, les oscillations du dynamomètre sont inappréciables.)

2° Si l'articulation quoique un peu douloureuse est moins sensible et qu'on puisse y provoquer des mouvements de quelques degrés,

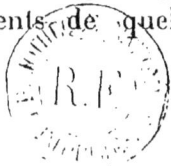

2

utilisez une *poulie de grand diamètre (6 cent.)*
accrochée à une corde descendant du plafond.

(Pour un poids de 5 kilos, le dynamomètre oscille de
4 kil. 1/2 à 6 kil. 1/2.)

3° Les mouvements non douloureux ont-ils

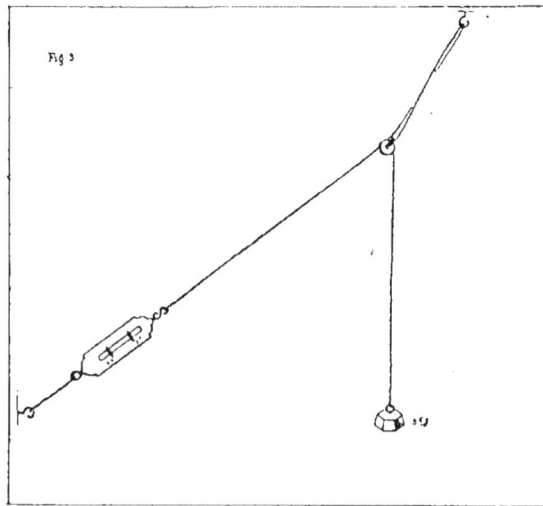

Fig 3

Fɪɢ. 3. — Les oscillations du dynamomètre augmentent d'amplitude si le diamètre de la poulie diminue.

une amplitude plus grande, remplacez la grande
poulie par une *poulie de rayon plus petit* (2 cent.).

(Pour un poids de 5 kilos, le dynamomètre oscille de
2 kil. 1/2 à 7 kil. 1/2.)

4° Existe-t-il des mouvements déjà importants

et l'articulation est-elle indolore, *supprimez la
poulie* et que la corde de traction se réfléchisse
directement dans une boucle formée par la corde
de suspension.

(Pour un poids de 5 kilos, le dynamomètre oscille de
1 kilo à 8 kil. 1/2.)

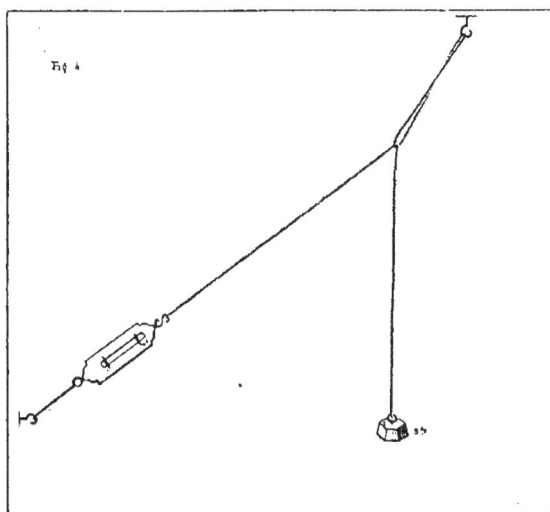

Fig. 4. — La poulie est supprimée et la corde de traction
repose directement dans une boucle formée par la corde de
suspension. L'aiguille du dynamomètre présente des oscillations plus considérables que dans les dispositifs précédents.

5° Enfin, s'il y a un point d'arrêt sur lequel
viennent buter les mouvements d'une articulation
indolore, employez le dispositif précédent, corde
de traction sur corde de suspension, mais en plus

nouez la corde de traction autour de l'anse de suspension, au point précis où elle repose sur cette

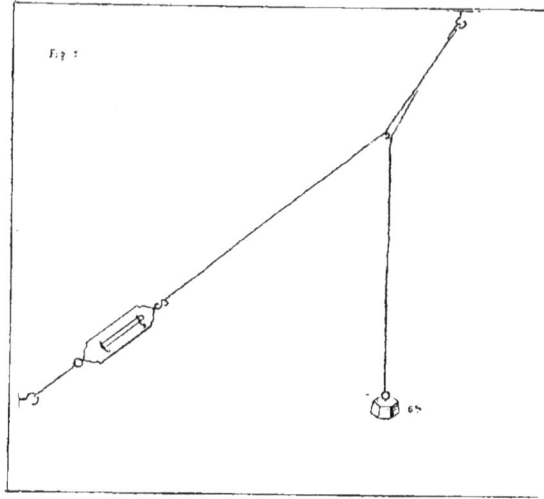

FIG. 5. — La corde de traction est nouée autour de l'anse de
suspension. L'aiguille du dynamomètre présente des oscillations encore plus considérables et passe par le zéro.

anse quand l'appareil après avoir joué un moment
a pris son équilibre.

(Pour un poids de 5 kilos, le dynamomètre oscille de
o à 9 kil.).

Conclusion.

Donc, en usant seulement de deux cordes et
d'un poids qui balance, nous avons un appareil
capable de produire d'une manière très douce et

rythmée des tractions passant progressivement d'un maximum à un minimum et inversement.

En variant la valeur du poids, nous augmentons ou diminuons *l'effort de traction*.

Pour un même poids, *en utilisant l'un ou l'autre des dispositifs* décrits plus haut, nous faisons varier plus ou moins *l'écart* entre *la traction* maximum et minimum, c'est-à-dire que nous tendons à augmenter ou à diminuer l'amplitude des mouvements dans l'articulation.

La durée de l'oscillation croît avec la longueur de la corde qui supporte le poids.

III

UNE SÉANCE DE MOBILISATION

Le médecin doit s'assurer :

1° Que le levier fixe de l'articulation est bien immobilisé;

2° Que la traction se fait bien dans la direction voulue;

3° Que le dispositif employé, la valeur du poids qui agit et la durée de la séance sont bien adaptés au cas particulier à traiter.

1° Immobilisation du levier fixe.

Cette immobilisation se fait à l'aide de serviettes judicieusement placées. L'avantage d'user de serviettes est non que celles-ci se trouvent partout, ce qui déjà cependant en est un, mais encore que la serviette pliée en écharpe prend exactement la forme de la partie du corps qu'elle veut contenir; elle se moule dessus et réalise pour ainsi dire un appareil fait sur mesure et non un appareil fait à la confection. De plus, la surface d'appui qu'elle présente est assez

large et sa pression s'exerçant sur une grande
étendue est facilement supportée et ne blesse pas.

Pour bien immobiliser un levier articulaire,
il faut exercer les forces d'immobilisation en
deux points de ce levier; nous décrirons longuement pour chaque articulation et pour chaque mouvement de cette articulation comment
on peut réaliser cette immobilisation.

2° Direction de la traction.

Le malade étant assis ou couché, suivant le
cas :

Pliez une serviette en écharpe et nouez-en les
extrémités ; introduisez le levier articulaire à mobiliser dans cette écharpe que vous étalerez de
manière à avoir une surface de prise aussi grande
que possible sur l'extrémité du levier mobile
la plus éloignée du pivot articulaire.

Accrochez la corde de traction à la serviette
de prise, puis placez le membre de manière à ce
que l'articulation ait accompli au maximum le
mouvement dont vous voulez augmenter l'amplitude et dirigez alors la corde de traction de
façon à ce qu'elle soit perpendiculaire au levier articulaire mobile placé dans cette position
extrême.

Pour donner ainsi à la traction la direction

que vous désirez, placez à cheval sur la corde de
traction une seconde corde dont les extrémités
vont, en s'écartant, se fixer, suivant les cas, au

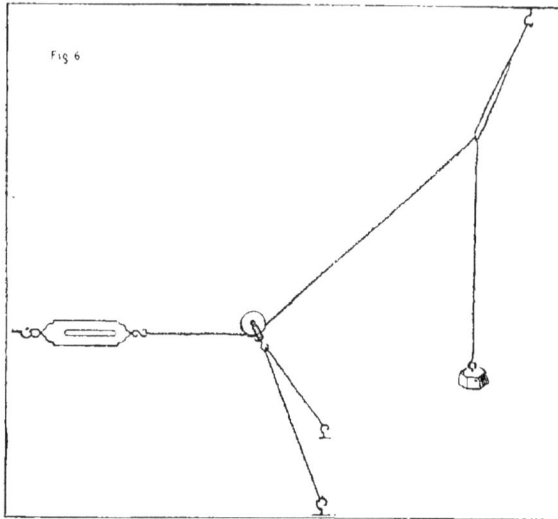

Fig. 6. — Pour abaisser la direction de la traction on la fait
réfléchir sous une corde dont les extrémités vont en s'écartant se fixer au plancher. Ce dispositif en V supprime en
même temps les tractions latérales.

plancher ou au-dessus de la tête du malade
(*fig. 6 et 7*).

Pour conserver l'écart entre les tractions
maxima et minima, il y a avantage à faire réfléchir la corde de traction sur une poulie de
diamètre suffisant (2 centim.).

En utilisant ce dispositif, vous supprimez les

tractions latérales qui se produisent quand le balancement du poids ne se fait pas dans le plan normal, ce qui pourrait être douloureux.

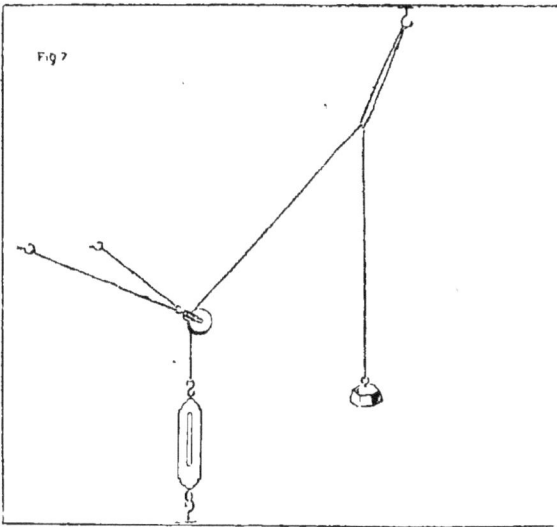

Fig. 7 — Pour élever la traction, les extrémités de la corde en V se fixent au-dessus de la tête du malade.

3º Choix du dispositif de l'appareil et du poids à employer.

La sensibilité plus ou moins grande de l'articulation vous fera adopter le dispositif de l'appareil. (Voir page 16.)

Avec vos mains, essayez de mobiliser le levier articulaire mobile; si vos efforts provoquent une douleur vive, c'est la poulie vissée en un point

fixe que vous adopterez et ensuite vous emploie-
rez, par ordre de grandeur croissante dans l'écart
entre la traction maximum et la traction minimum, une suspension mobile à laquelle vous
fixerez ou une poulie de grand rayon, ou une de
petit rayon, ou pas de poulie du tout, ou bien
vous ferez un nœud unissant la corde de traction
et l'anse de suspension. Du reste, la règle à adopter est simple ; le malade ne doit pas souffrir du
fait du dispositif employé.

Il est préférable d'adopter un appareil trop
doux plutôt qu'un appareil trop rude ; en effet,
pour ces articulations, mieux vaut douceur que
violence.

Mais douceur ne veut par dire faiblesse et
et c'est par le choix du poids à employer que
vous pourrez avoir une action effective quoique
douce.

Suspendez d'abord un poids très faible, 1 ki-
logramme par exemple, et demandez au malade
ce qu'il éprouve ; ou bien il vous répondra :
« Je ne sens rien », ou bien « Cela tire », ou
bien « Cela me fait mal » ; mais cette dernière
réponse est rare avec un poids aussi faible, et,
au contraire, le plus souvent, le malade vous
dira que vous pouvez augmenter le poids. Allez
progressivement jusqu'au moment où il vous
sera répondu : « Maintenant cela tire. » Faites

balancer le poids et interrogez le malade pour
savoir s'il supporte facilement la traction maximum ; si elle est pénible, vous pouvez, soit di-

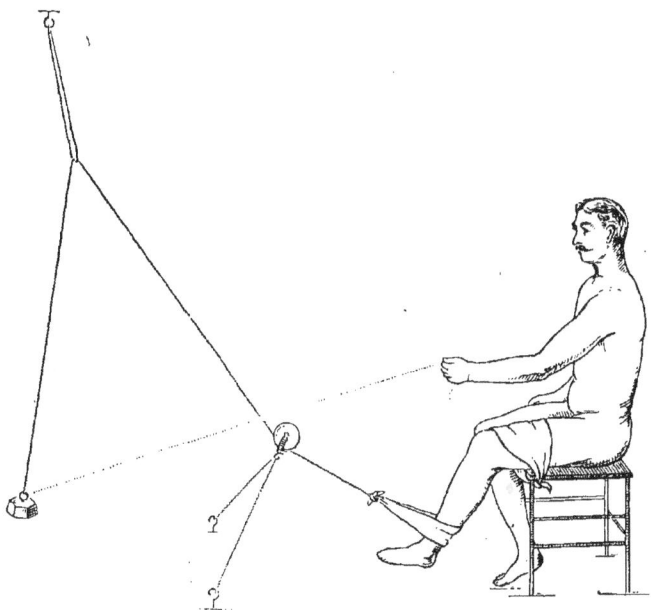

Fig. 8. — Le malade, en tirant et en relâchant une corde qui va
directement au poids, entretient les oscillations de ce dernier.

minuer le poids, soit changer le dispositif adopté
pour le remplacer par un plus doux.

Après quelques oscillations, vous vérifiez la
position de la corde de traction ; en effet, souvent le mouvement dont l'articulation était capable a augmenté d'amplitude, et la traction ne

se trouve plus dirigée perpendiculairement au levier articulaire mobile. Vous la rectifierez.

Confiez alors au malade une corde qui va directement au poids ; en tirant sur cette corde et en la relâchant, il imprimera au poids des oscillations régulières (*fig. 8*).

En fin de séance, vous pourrez, s'il n'y a pas de douleurs, augmenter le poids pendant quelques minutes ; mais souvenez-vous toujours de ce principe : « Des séances longues et répétées sont plus utiles que des séances fortes et espacées. »

Note importante. — *Quand vous jugerez que la séance a été assez longue, relevez le poids, mais relevez-le lentement, de manière à ne pas provoquer de douleur dans l'articulation, par un passage brusque de la nouvelle position acquise par l'articulation à la position de repos.*

Cependant quand la période inflammatoire est complètement éteinte, il faut parfois mobiliser fortement, même en provoquant de la douleur, et cela dans les cas où les progrès sont trop lents.

4° Mouvements activo-passifs.

Dès que cela sera possible, c'est-à-dire dès qu'il y aura quelques degrés de mouvements dans l'articulation, il sera important d'adjoindre aux mouvements passifs que peut accomplir l'articulation des exercices actifs.

Voici comment vous pourrez le faire en utilisant les dispositifs employés.

Pendant que le poids revient vers le membre, c'est-à-dire quand la traction passe de l'effort maximum à l'effort minimum, le malade contractera volontairement ses muscles de manière à diminuer l'amplitude du mouvement que l'on se propose d'augmenter. Ce mouvement donne un nouvel élan au poids ; cela constitue une sorte de jeu pour le malade qui s'intéresse à ce qu'il fait. De plus, on a, grâce au dispositif employé, une contraction musculaire (mouvement actif), suivie d'un relâchement musculaire, car c'est le poids qui en tirant ramène le membre à sa position de départ (mouvement passif).

Si on veut augmenter la force employée dans le mouvement actif, il faut successivement se servir d'abord du dispositif sans poulie avec nœud, puis sans nœud, puis avec petite poulie, avec grosse poulie et enfin avec poulie fixe.

5° Durée et fréquence des séances.

La séance doit cesser dès que le malade accuse de la fatigue et de la douleur dans l'articulation.

Les premières séances seront en pratique très

courtes, cinq, dix minutes; mais bientôt elles pourront durer une demi-heure, les mouvements devenant moins pénibles.

Pendant ce temps, le malade peut se distraire; il y a même avantage à ce qu'il oublie qu'il subit un traitement; on obtient ainsi un relâchement musculaire plus complet et l'action du poids s'exerce alors seulement sur les adhérences.

C'est encore la sensibilité de l'articulation qui fixera la fréquence des séances. En effet, après une séance bien réglée, le malade conserve souvent dans son articulation non une véritable douleur, mais de la sensibilité; celle-ci dure plus ou moins longtemps; au début, elle pourra persister 24 et même 48 heures; ce n'est que lorsque cet endolorissement aura disparu que l'on fera une nouvelle séance; après quelques jours, l'articulation reste moins longtemps sensible et les séances pourront être beaucoup plus rapprochées : deux, trois et même quatre par jour.

IV

SOINS ENTRE LES SÉANCES

Si, après la séance de mobilisation, l'articulation est très sensible, douloureuse, meurtrie, il faut l'entourer avec une bande Velpeau assez serrée, pressant le membre d'une manière continue, depuis son extrémité la plus éloignée jusqu'au-dessus de l'articulation et immobilisant celle-ci autant que possible.

Au contraire, a-t-on à faire à une articulation indolore (et généralement ces articulations sont celles qui ont le moins de mouvements), il faut, si possible, exercer entre les séances un effort continu tendant à augmenter l'amplitude des mouvements. Par exemple, pour un coude, si on veut augmenter l'extension, mettre sur l'avant-bras un sac de sable qui pend ; si on veut augmenter la flexion, tendre un caoutchouc entre le poignet et l'épaule. Pour augmenter la flexion d'un genou, laisser pendre la jambe en dehors de tout appui et au besoin la charger d'un sac de sable, ou encore mettre un caoutchouc tendu allant de l'ischion au talon. Pour étendre une hanche en flexion, soulever le bassin et mettre un sac de sable sur les condyles fémoraux. Pour l'abduction du bras, installer une traction continue, etc...

En même temps, il est bon, si possible, d'exposer l'articulation à l'action des rayons solaires, sans interposition de verre (commencer par des séances courtes, une à deux minutes, qui, progressivement, augmenteront jusqu'à une heure); l'air chaud, les massages, la balnéothérapie, les fomentations chaudes, les bains de sable chaud seront aussi de précieux adjuvants.

V

MOYEN SIMPLE DE MESURER LES RÉSULTATS ACQUIS

A l'intérieur de l'angle formé par les deux leviers articulaires, tracez sur chacun d'eux un trait à la teinture d'iode. Avant et après la séance,

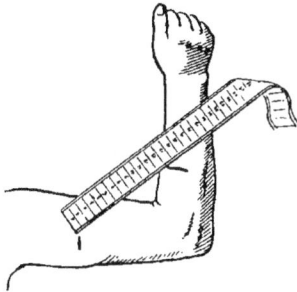

Fig. 9. — Pour mesurer les résultats acquis, on compare les distances qui séparent avant et après la séance deux traits marqués sur les deux leviers articulaires.

mesurez la distance qui sépare ces deux traits, l'articulation ayant toujours accompli au maximum le mouvement dont vous voulez augmenter l'amplitude (*fig. 9*).

3

VI

Autre dispositif.

Le levier articulaire mobile soumis à la traction minimum, a tendance à revenir à son point
de départ. Si ce mouvement de retour ne se
faisait pas, on peut adopter le dispositif de la

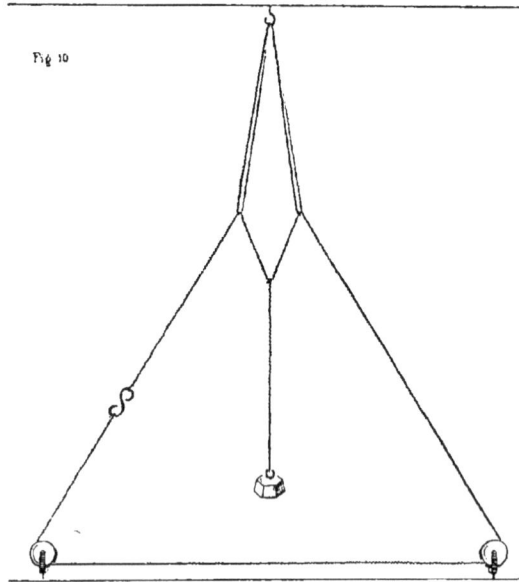

Fig. 10

FIG. 10. — Dispositif permettant de faire agir la traction alter-
'nativement dans un sens puis dans l'autre.

fig. 10; la traction agissant alors alternativement
dans un sens puis dans l'autre, l'articulation se
trouve être forcément le siège de mouvements.

VII

APPLICATION A CHAQUE ARTICULATION EN PARTICULIER

MEMBRE SUPÉRIEUR

Articulation de l'épaule.

Remarque. — L'articulation de l'épaule possède un grand nombre de mouvements. Elle permet au bras de se porter en avant (flexion), en arrière (extension), en dehors (abduction), en dehors et en haut (abduction forcée ou élévation); l'humérus peut aussi se placer en rotation interne, en rotation externe; enfin, de la combinaison de ces mouvements primaires résulte la circumduction.

Il est très rare que dans une articulation possédant une aussi grande variété de mouvements il n'en persiste pas quelques-uns; aussi, comme nous l'avons déjà recommandé, ce sont ceux-là que vous devrez chercher à développer les premiers au lieu de vous adresser d'emblée à ceux qui semblent complètement perdus.

Flexion du bras ou projection en avant.

Immobilisation. — Le malade est assis face à
l'appareil de mobilisation. Sous l'influence de la

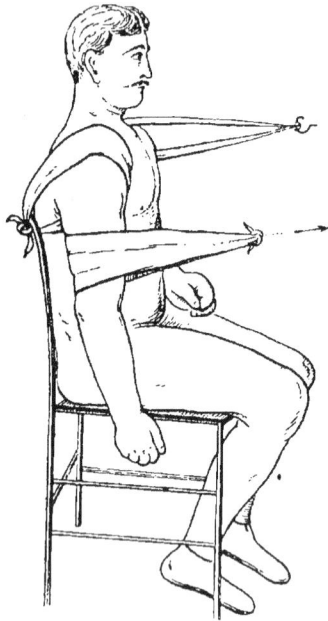

Fig. 11. — *Flexion du bras.* Il faut repousser l'épaule malade
en arrière et l'épaule saine en avant.

traction, l'épaule du côté malade avancera, l'é-
paule du côté sain reculera (*fig. 11*).

Avec une serviette, prenant un large point d'appui sur la clavicule et la région voisine du thorax

tirez l'épaule malade en arrière : Avec une seconde
serviette, prenant appui sur l'omoplate et la région
voisine du thorax, tirez l'épaule saine en avant.

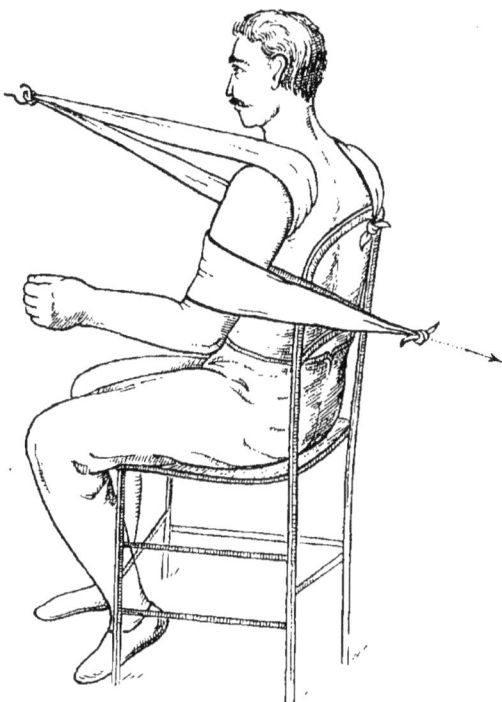

Fig. 12. — *Extension du bras.* Il faut repousser l'épaule
malade en avant et l'épaule saine en arrière.

Prise. — Avec une serviette pliée en écharpe,
embrassez la partie inférieure de la face postérieure
du bras et dirigez la force de traction de manière

à ce qu'elle reste toujours perpendiculaire à l'axe de l'humérus.

Extension du bras ou projection en arrière.

Le malade est assis tournant le dos à l'appareil de mobilisation.

Immobilisation. — Les forces d'immobilisation devront tirer en avant l'omoplate du côté malade et en arrière la clavicule du côté sain (*fig. 12*).

Prise. — La serviette coiffe la partie inférieure de la face antérieure du bras.

Abduction du bras ou écartement et élévation du bras.

Le malade est couché sur le dos, le membre à mobiliser dirigé vers l'appareil de traction (*fig. 13*).

Immobilisation. — Très difficile à réaliser, car le mouvement d'abduction du bras est suppléé par un déplacement de l'omoplate et nous n'avons pas de prise directe sur cet os ; nous sommes donc obligés d'agir à distance.

Mettez une première serviette qui coiffera la portion du corps comprise entre l'épaule malade et le cou et qui tirera vers les pieds du malade. Une seconde serviette prendra point d'appui sous

l'aisselle, du côté sain, et tirera vers la tête du
malade.

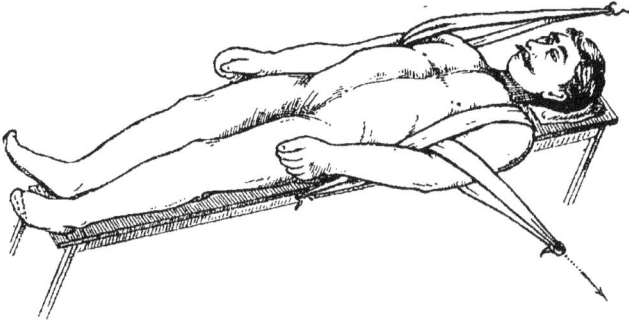

Fig. 13. — *Abduction du bras*. Une première serviette empêche l'épaule malade de s'élever; une seconde serviette
empêche l'épaule saine de s'abaisser.

Prise sur l'humérus. — Sur la partie inférieure
de la face interne du bras.

Rotation du bras.

Pour provoquer cette rotation nous agirons sur
l'avant-bras; celui-ci, fléchi, à angle droit sur le
bras, sera porté alternativement en dehors et en
dedans; en effet, dans cette position, ce mouvement, quand l'extrémité inférieure de l'humérus
reste immobile, n'est possible que si la tête humé-
rale tourne sur la cavité glénoïde.

Immobilisation. — Une serviette maintient l'ex-

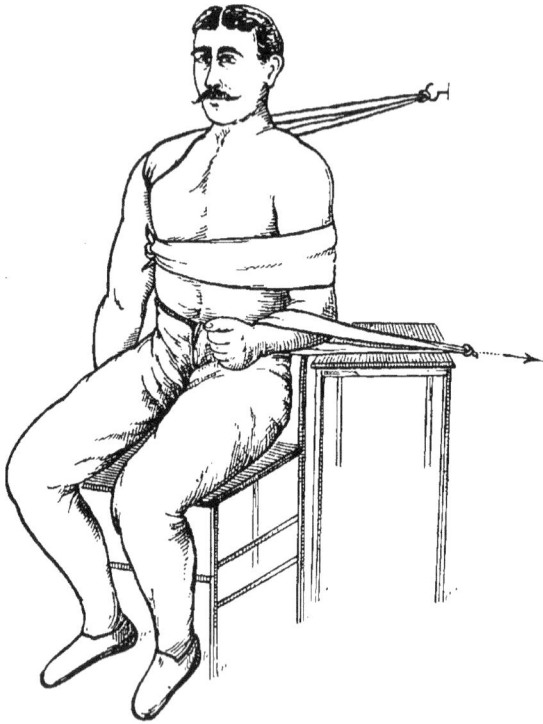

Fig. 14. — *Rotation du bras*. La prise se fait sur l'avant-
bras fléchi à angle droit, il est porté alternativement en
dehors et en dedans. Une première serviette maintient l'extrémité inférieure du bras collée au corps; une seconde
serviette rejette en arrière l'épaule saine (pour la rotation
externe).

trémité inférieure du bras collée au corps. Une
deuxième serviette rejette en arrière l'épaule saine

pour la rotation externe et l'épaule malade pour la rotation interne (*fig. 14*).

Prise. — Sur l'avant-bras à l'extrémité inférieure de sa face interne (rotation externe) ou externe (rotation interne).

Articulation du coude.

Flexion du coude.

Le malade, tournant le dos à l'appareil de traction, est assis sur un tabouret bas, à côté d'une table sur laquelle le bras repose sur toute sa longueur.

Immobilisation. — Une serviette maintient contre la table l'extrémité inférieure du bras et on s'arrange pour que le malade ne puisse pas reculer (*fig. 15*).

Prise. — Sur l'extrémité inférieure de l'avant-bras. La traction se fait vers la tête du malade.

Extension du coude.

Le malade regardant l'appareil de traction est assis sur un tabouret bas, à côté d'une table sur laquelle le bras repose sur toute sa longueur (*fig. 16*).

Immobilisation. — Une serviette maintient sur la table l'extrémité supérieure du bras. Il est bon de mettre un coussin sous l'extrémité inférieure

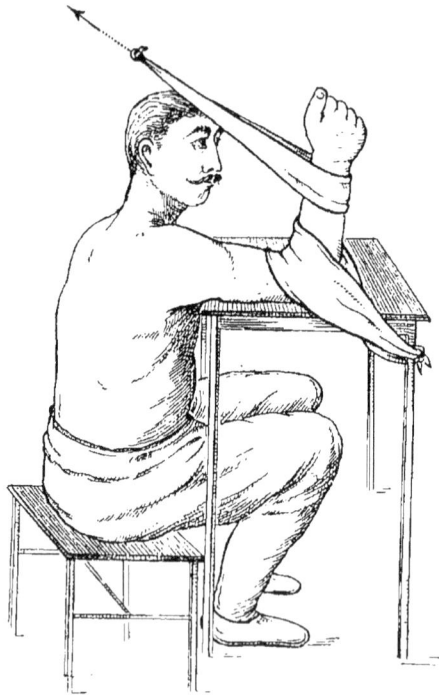

Fɪɢ. 15. — *Flexion du coude.* Le bras, dans sa longueur, repose sur une table, une serviette fixe sur la table l'extrémité inférieure du bras.

du bras qui pourrait se meurtrir par pression sur la table et on s'arrange pour que le malade ne puisse pas avancer.

Prise. — Sur l'extrémité inférieure de l'avant-bras.

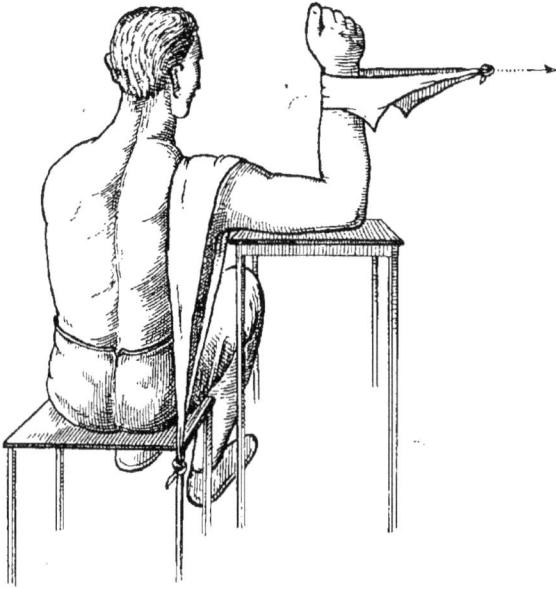

Fig. 16. — *Extension du coude.* Le bras, dans toute sa longueur, repose sur une table; une serviette fixe sur la table l'extrémité supérieure du bras.

Pronation et supination de l'avant-bras.

Pour développer ces mouvements, souvenez-vous que l'avant-bras doit être placé en flexion sur le bras, sans cela les mouvements se passe-raient dans l'articulation de l'épaule.

Deux procédés, le premier plus actif que le second.

PREMIER PROCÉDÉ

Le malade tient dans sa main un bâton (manche à balai) d'une longueur de 40 centimètres environ et présente son avant-bras perpendiculairement à l'appareil de traction (*fig. 17*).

Au besoin une planchette de bois maintenue par une bande Velpeau solidarise la partie inférieure de l'avant-bras et la main, pour éviter qu'il ne se développe des mouvements de suppléance au niveau du poignet.

Immobilisation. — Une serviette maintient l'extrémité inférieure du bras collée au corps. Une deuxième serviette placée sur le poignet le tire dans une direction opposée à celle de la traction.

Prise. — Se fait sur le bâton.

Pour la *supination*, la corde de traction se fixe d'abord à l'extrémité inférieure du bâton, puis, passant sur la face opposée à la traction, vient se réfléchir sur l'extrémité supérieure du bâton; de là, elle se dirige vers le poids.

Pour la *pronation*, la corde de traction se fixe d'abord à l'extrémité supérieure du bâton, puis, passant par la face opposée à la traction, vient se réfléchir sur l'extrémité inférieure du bâton; de là, elle se dirige vers le poids.

Il est évident que plus le bâton est long, plus l'appareil a de force.

Si le malade ne pouvait serrer assez fort le

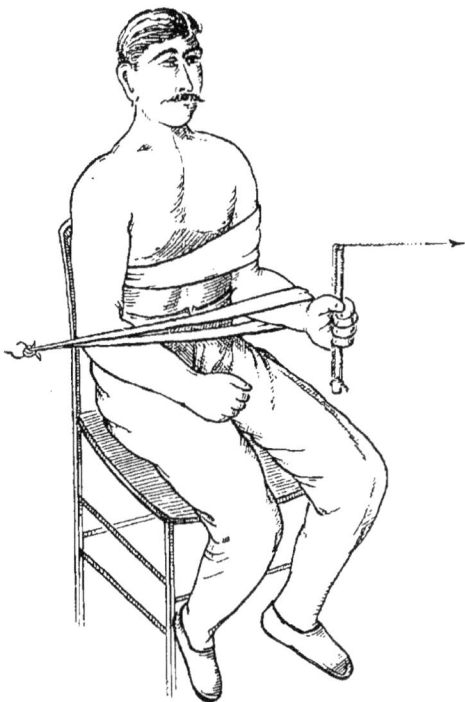

FIG. 17. — *Supination du bras*. PREMIER PROCÉDÉ : Le malade
tient dans sa main un bâton. La corde de traction, partie
de l'extrémité inférieure du bâton, passe sur la face opposée à la traction, se réfléchit sur l'extrémité supérieure,
puis se dirige vers le poids. — Une serviette maintient l'extrémité inférieure du bras collée au corps, une
deuxième serviette tire le poignet dans une direction opposée à celle de la traction.

bâton. on peut le fixer dans la main à l'aide
d'une bande Velpeau.

DEUXIÈME PROCÉDÉ

Le malade étant placé et immobilisé comme

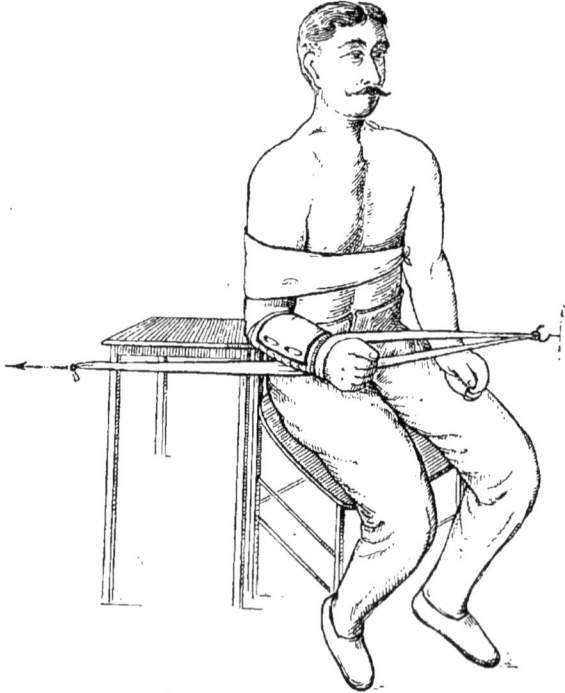

FIG. 18. — *Pronation du bras.* **Traction** : Une serviette, fixée
à la partie inférieure de la face de l'avant-bras qui regarde
la traction, passe d'abord sur, puis sous l'avant-bras avant
d'aller s'unir à la corde de traction. **Immobilisation** :
comme *fig. 17.*

dans le premier procédé, entourez l'avant-bras
avec une bande Velpeau fortement serrée.

Pliez la serviette de traction, de manière à former une bande de 20 centimètres de largeur,

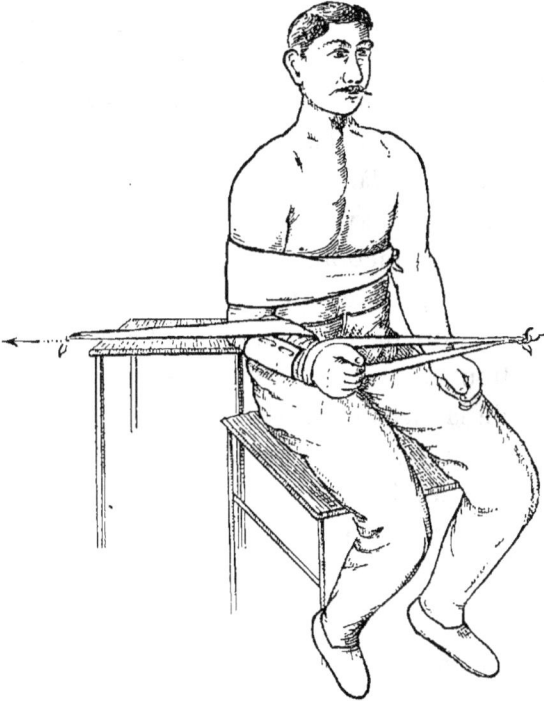

Fig. 19. — *Supination du bras*. Deuxième procédé, **Traction** : Une serviette, fixée à la partie supérieure de la face de l'avant-bras qui regarde la traction, passe d'abord sous, puis sur l'avant-bras avant d'aller s'unir à la corde de traction. **Immobilisation** : comme *fig. 17*.

et placez-la perpendiculairement à l'avant-bras (*fig. 18*).

Par deux épingles piquées à ses extrémités, vous la fixerez sur le tiers inférieur de l'avant-bras, mais, suivant que vous voudrez produire la pronation ou la supination, vous modifierez la prise.

Pour la *pronation* (*fig. 18*), placez le membre au maximum de ce qu'il peut donner comme pronation et fixez la serviette à la partie inférieure de la face de l'avant-bras qui regarde alors la traction ; de là, la serviette passera d'abord sur, puis sous l'avant-bras, avant d'aller s'unir à la corde de traction.

Pour la *supination* (*fig. 19*), placez le membre au maximum de ce qu'il peut donner comme supination et fixez la serviette à la partie supérieure de la face de l'avant-bras qui regarde alors la traction ; de là, la serviette passera d'abord sous, puis sur l'avant-bras, avant d'aller s'unir à la corde de traction.

Main (*fig. 20 et 21*).

Flexion.

Le malade est assis à côté d'une table ; le bras repose sur la table ; l'avant-bras vertical présente à la traction la face palmaire de la main.

Immobilisation. — Une première serviette tire en arrière l'extrémité inférieure de l'avant-bras ; une deuxième tire en avant l'extrémité supérieure de l'avant-bras.

Prise. — Sur la face dorsale des métacarpiens.

Extension.

Le malade est assis à côté d'une table ; le bras
repose sur la table ; l'avant-bras vertical présente

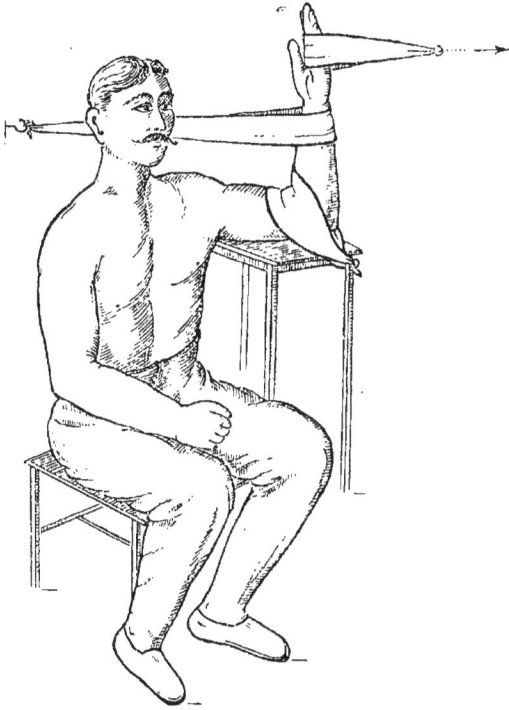

Fig. 20. — *Extension de la main.* Une première serviette
tire en arrière l'extrémité inférieure de l'avant-bras et une
deuxième tire en avant l'extrémité supérieure de l'avant-bras.

à la traction la face dorsale de la main (*fig. 20*).

Immobilisation. — Une première serviette tire
en arrière l'extrémité inférieure de l'avant-bras ;

une deuxième tire en avant l'extrémité supérieure de l'avant-bras.

Prise. — Sur la face dorsale des métacarpiens.

Abduction, adduction.

On emploie les mêmes dispositifs; mais pour l'abduction, il est plus commode de placer le malade le dos tourné à la traction. Naturellement, dans ce dernier cas, les serviettes d'immobilisation tireront en sens inverse.

Doigts.

Extension ou flexion.

On adoptera les mêmes dispositifs que pour fléchir ou étendre la main, mais, pour éviter les suppléances qui pourraient se produire au niveau du poignet, on fixera sur la face palmaire ou dorsale (suivant le cas) des métacarpiens et de l'avant-bras, une planchette de bois sur laquelle le poignet sera maintenu.

Si on ne veut agir que sur une seule phalange, on fera remonter cette planchette de bois sur les phalanges à immobiliser.

La prise sur le doigt peut se faire à l'aide du jouet en osier connu sous le nom de « pince-sans-rire ».

Mouvements de latéralité.

Toujours même dispositif, mais avoir soin, avec du carton ou une lame de zinc, pliés en godet, de solidariser le métacarpe et l'avant-

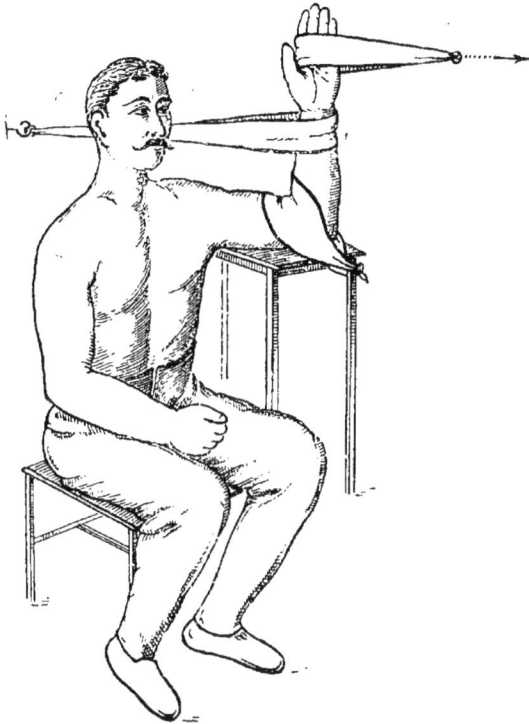

Fɪɢ. 21. — *Adduction de la main.* Une première serviette tire en arrière l'extrémité inférieure de l'avant-bras et une deuxième serviette tire en avant l'extrémité supérieure de l'avant-bras.

bras; cependant, pour obtenir l'abduction du pouce, il faut laisser libre son métacarpien.

MEMBRE INFÉRIEUR

Articulation de la hanche.

Les mouvements sont multiples comme à l'épaule, et ici également l'immobilisation est difficile à réaliser ; en effet, il se passe de nombreux

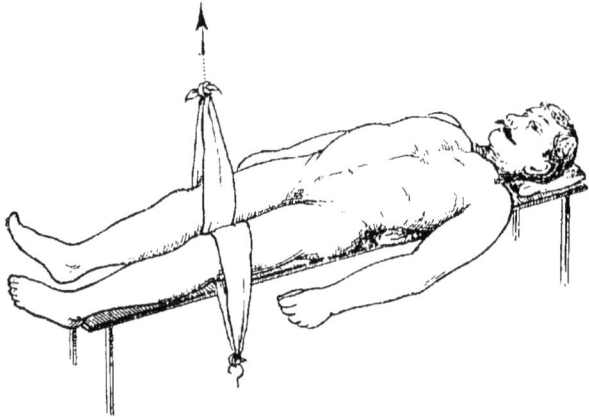

Fig. 22. — *Flexion de la hanche.* Un coussin soulève les reins, une serviette maintient sur le plan de la table l'extrémité inférieure de la cuisse saine.

mouvements de suppléance dans la colonne lombaire.

Flexion.

Le malade est couché sur une table dure (*fig. 22*).

Immobilisation. — Sous les reins, placez un coussin dur dont le bord inférieur ne dépassera pas les crêtes iliaques; puis, à l'aide d'une serviette, fixez contre la table l'extrémité inférieure de la cuisse saine.

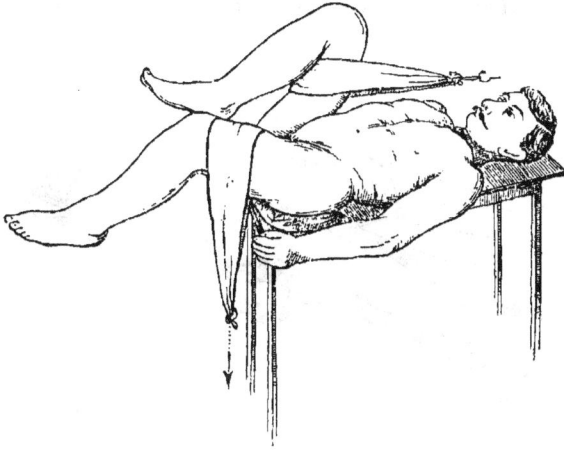

Fig. 23. — *Extension de la hanche.* Un coussin soulève les fesses; la cuisse saine est maintenue fléchie sur le bassin.

Prise. — Sur la partie inférieure de la face postérieure de la cuisse malade.

Extension.

Le malade est couché sur une table dure, mais les deux membres inférieurs débordent la table et sont dans le vide (*fig. 23*).

Immobilisation. — Sous les fesses, placez un coussin dur dont le bord supérieur ne dépassera

pas les crêtes iliaques. Fléchissez la cuisse saine
sur le bassin et avec une serviette maintenez-la
dans cette position.

Prise. — Sur la partie inférieure de la face
antérieure de la cuisse malade.

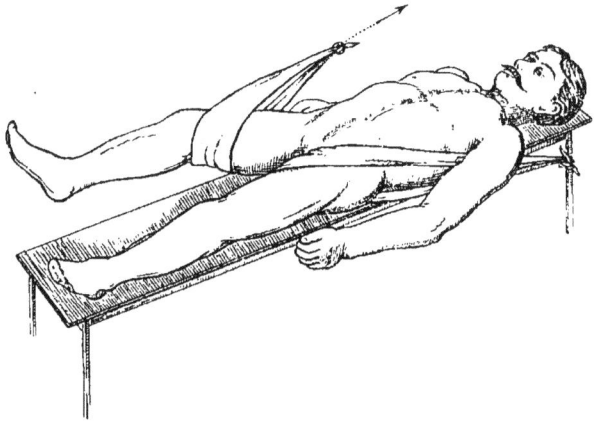

Fig. 24. — *Abduction de la hanche*. Une serviette passe en
sous-cuisse du côté sain et tire vers la tête du malade.

Abduction.

Le malade est couché sur une table dure et
étroite (un ou deux bancs accouplés) (*fig. 24*).

Immobilisation. — Une serviette passe en sous-
cuisse du côté sain et tire vers la tête du malade.
Si possible, placez la table de telle manière que
le côté sain soit collé contre un mur.

Prise. — Sur la partie inférieure de la face interne de la cuisse malade.

Adduction.

Le malade est couché sur une table dure (*fig. 25*).

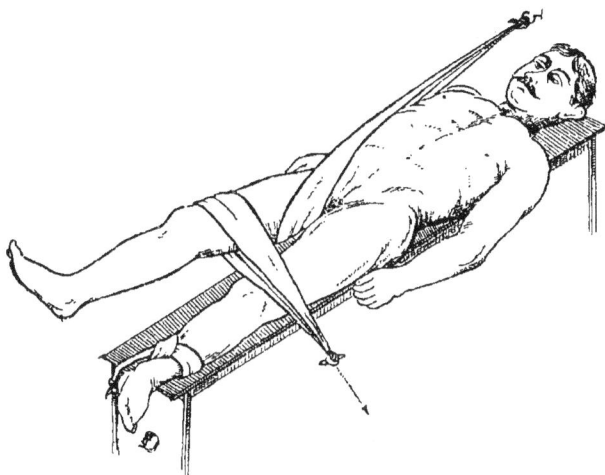

Fig. 25. — *Adduction de la hanche.* Le pied sain est tiré vers le bas de la table et une serviette en sous-cuisse empêche le côté malade de s'abaisser.

Immobilisation. — Maintenez le pied sain tiré vers le bas de la table et placez du côté malade une serviette en sous-cuisse qui tirera vers la tête du malade.

Prise. — Sur la partie inférieure de la face externe du malade.

Rotation.

Comme pour l'épaule, la rotation s'obtient en
tirant en dehors ou en dedans la jambe fléchie à

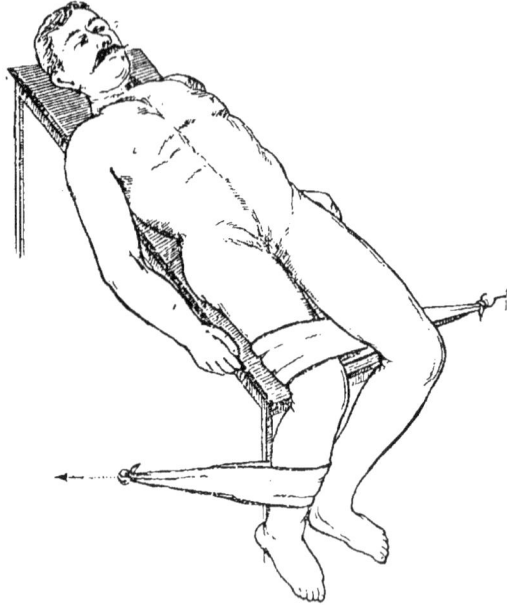

Fig. 26. — *Rotation de la hanche.* La traction porte en
dedans ou en dehors la jambe fléchie à angle droit sur la
cuisse. **Immobilisation** : Une serviette placée à la partie
inférieure du fémur (face interne pour la rotation externe;
face externe pour la rotation interne).

angle droit sur la cuisse. Le malade est couché,
mais la jambe fléchie pend dans le vide (*fig. 26*).

Immobilisation. — Une serviette sera placée à
la partie inférieure du fémur, sur sa face interne

si on veut faire de la rotation externe, et sur sa face externe si on recherche la rotation interne.

Prise. — Sur la partie inférieure de la face

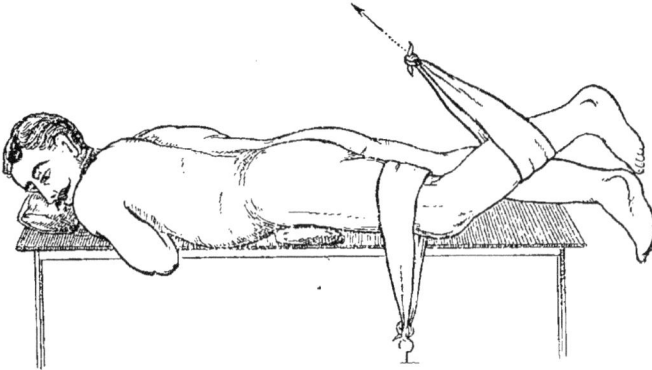

FIG. 27. — *Flexion du genou.* Le malade est couché sur le ventre. **Traction** : Se fait vers la tête du malade, la prise est sur la face extérieure de la jambe. **Immobilisation** : Une serviette maintient contre la table l'extrémité inférieure du fémur.

interne de la jambe pour la rotation interne, et de la face externe pour la rotation externe.

Genou.

Flexion.

Le malade est couché sur le ventre, sur une table dure. La traction se fera vers la tête du malade (*fig. 27*).

Immobilisation. — Mettez un coussin sous l'extrémité supérieure de la cuisse et fixez sur la table avec une serviette l'extrémité inférieure de la cuisse,

Prise. — Sur la face antérieure de la partie inférieure de la jambe.

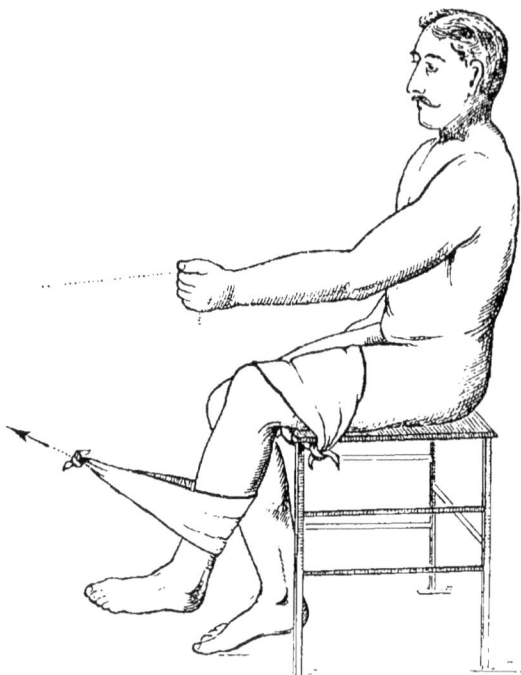

F₁ɢ. 28. — *Extension du genou*. La cuisse repose sur toute sa longueur sur la chaise. Une serviette maintient l'extrémité inférieure du fémur.

Extension.

Le malade est assis, la cuisse bien appuyée dans toute sa longueur (*fig. 28*).

Immobilisation. — Une serviette maintient fixée sur la chaise l'extrémité inférieure du fémur.

Prise. — Sur la face postérieure de la partie inférieure de la jambe.

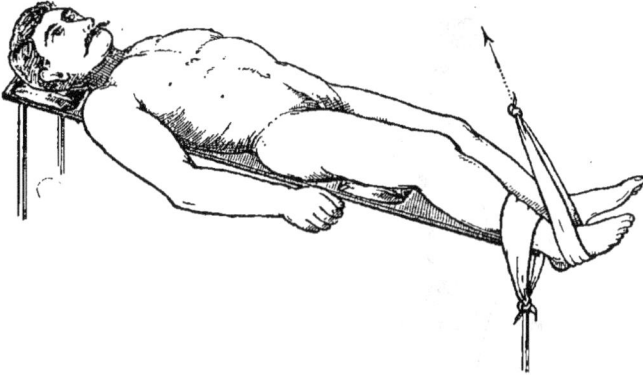

F1G. 29. — *Flexion du pied.* Le malade est couché, le calcanéum est soulevé, la traction se fait vers la tête du malade. **Immobilisation** : Une serviette fixe l'extrémité inférieure de la jambe. **Traction** : Sur la face plantaire du pied, mais pas trop en avant pour ne pas fléchir l'avant-pied sur l'arrière-pied.

Pied.

Flexion.

Le malade est couché sur une table, le pied débordant en dehors de la table. La traction se fait vers la tête du malade (*fig. 29*).

Immobilisation. — Une serviette fixe contre la table l'extrémité inférieure de la jambe.

Prise. — Sur la face plantaire du pied, mais

pas trop en avant pour ne pas fléchir l'avant-pied
sur l'arrière-pied.

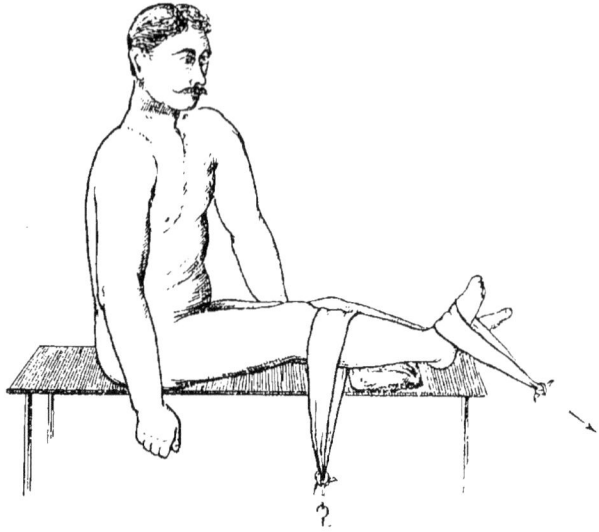

FIG. 3o. — *Extension du pied*. Le malade est assis, la jambe
repose étendue sur un coussin, le calcanéum est soulevé.
Immobilisation : Une serviette fixe l'extrémité supérieure
de la jambe. **Traction** : Sur la face dorsale des métatarsiens, mas pas trop en avant pour ne pas étendre l'avant-
pied sur l'arrière-pied.

Extension.

Le malade est assis, la jambe étendue sur
une chaise, un coussin soulevant légèrement la
jambe et laissant le calcanéum dans le vide
(*fig. 30*).

Immobilisation. — Une serviette maintient fixée sur la chaise l'extrémité supérieure de la jambe.

Prise. — Sur la face dorsale des métatarsiens, mais pas trop en avant pour ne pas étendre l'avant-pied sur l'arrière-pied.

MÉCANOTHÉRAPIE ACTIVE

Jusqu'ici nous n'avons envisagé que la mécanothérapie passive. Sans doute elle est nécessaire, mais, seule, elle est complètement insuffisante : les soldats blessés aux membres doivent tous, sans exception, être traités par la mécanothérapie active. En effet, le rôle du médecin ne doit pas se borner à donner au malade une articulation mobile, son devoir est de lui fournir encore des muscles suffisamment forts pour utiliser cette articulation.

Les massages, l'électricité développent le système musculaire ; mais c'est encore l'exercice volontaire, avec ou sans résistance, qui est le meilleur agent pour lui rendre sa vigueur.

*
* *

La mécanothérapie active comporte quelques règles très simples :

1° Commencer les mouvements actifs dès que cela est possible ;

2° Au début, ne pas demander aux muscles

un effort trop grand, mais suivre un entraînement qui ira progressivement en croissant;

3º Bien surveiller que le mouvement se passe
dans l'articulation intéressée et qu'il est dû à la
contraction des muscles que l'on veut développer
et non à celle de leurs suppléants.

1º Commencer les mouvements actifs dès que cela est possible.

Sitôt la consolidation d'une fracture obtenue,
le malade devra s'exercer à effectuer lui-même
des mouvements. Par exemple après une fracture du membre inférieur, il s'efforcera de mobiliser son articulation tibio-tarsienne, puis de plier
son genou en faisant glisser son talon sur le plan
du lit; enfin il tentera de soulever le talon au-
dessus du plan du lit; si cet exercice est trop
fort, le médecin placera sa main sous la jambe
blessée qu'il soulèvera dans la mesure où cela est
nécessaire, au moment où le malade contractera
ses muscles.

2º Ne pas demander aux muscles un effort trop grand.

Au début, le malade ne devra vaincre que la
résistance due au poids du membre. Vers le troi-
sième ou le quatrième jour seulement l'on oppo-

sera au mouvement une résistance plus forte.
D'abord minime, celle-ci deviendra de plus en
plus grande. Dans cette progression, qui doit
être très lente, il est bon de changer le dispositif employé de manière à intéresser le malade
aux exercices qu'on lui demande.

Ces premières séances de mouvement avec
résistance seront très courtes et n'auront lieu que
tous les deux jours. Peu à peu vous augmenterez
leur durée et leur fréquence.

3° Localisation de l'exercice.

Le malade a une tendance naturelle à suppléer au mouvement qu'on lui demande par
un autre se passant dans les articulations sup-
pléantes, et faisant par conséquent travailler
d'autres groupes musculaires qui, eux, ne sont
pas atrophiés.

Pour éviter ces suppléances musculaires, placez toujours votre malade dans une position correcte, et assurez-vous que pendant toute la durée
de l'exercice cette position est conservée. Le tronc
ne doit jamais se déplacer pendant les mouvements des bras ou des jambes.

L'observance de cette règle est capitale.

5

Pour exécuter la mécanothérapie active, on a
imaginé de nombreux appareils, des dispositifs
variés et ingénieux[1]; les meilleurs sont les plus
simples, ceux que le médecin fabriquera lui-
même suivant les cas particuliers et le caractère
des malades qu'il a à traiter.

On ne peut ici décrire tous ces appareils ; je
me bornerai à en indiquer quelques-uns qui
pourront vous guider pour en imaginer de nou-
veaux.

I. — Membre supérieur.

Pour faire travailler les muscles du membre
supérieur, vous pourrez utiliser le dispositif de
la figure 31. Le malade, en abaissant la poignée
le bras tendu, contracte son grand pectoral et
son grand dorsal. En présentant le malade à l'appareil dans différentes positions, on peut loca-
liser la contraction dans l'un de ces muscles.

C'est surtout le grand pectoral qui travaille si
le malade fait face à l'appareil, c'est le grand
dorsal s'il lui tourne le dos; les deux muscles

1. Le Dr Lachaud a réuni un grand nombre de ces appareils au centre de rééducation physique que le Ministère de la
Guerre a organisé rue Taitbout pour l'instruction des médecins militaires.

travaillent ensemble, si c'est le flanc du malade qui est tourné vers l'appareil.

En pliant l'avant-bras sur le bras, le biceps et le brachial antérieur travaillent.

En tournant le dos à l'appareil et en étendant

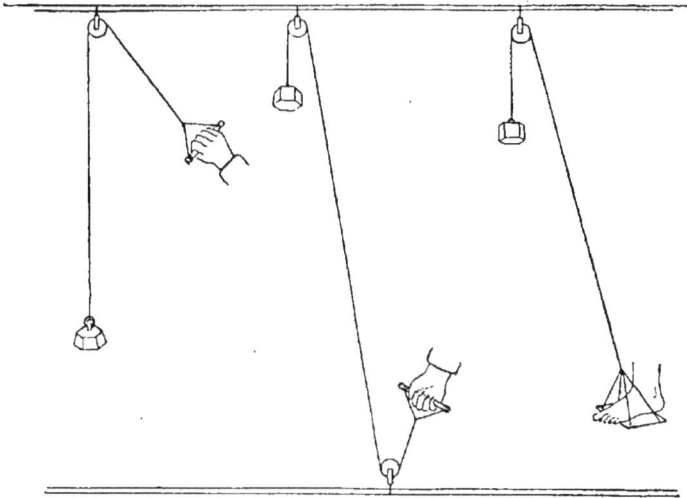

Fig. 31, 32, 33.

l'avant-bras sur le bras, c'est le triceps qui travaille.

Si vous prenez le dispositif de la figure 32, le malade, en fléchissant son avant-bras sur son bras, sa main étant en supination, contractera son brachial antérieur et son biceps. Mais si la main est en pronation, la flexion sera faite par le long supinateur.

En élevant jusqu'à l'horizontale le bras tendu, on fera contracter le deltoïde.

En continuant ce mouvement jusqu'à ce que le bras soit placé verticalement, vous ferez contracter le trapèze et le grand dentelé.

Ayez une grande roue de voiture pouvant tourner autour d'un axe fixé au mur de manière à ce que le moyeu soit à la hauteur de l'articulation de l'épaule; sur un des rayons, percez tous les 10 centimètres des trous pouvant recevoir une manette. Le malade, en faisant tourner la roue à l'aide de cette manette produira dans son épaule des mouvements de circumduction. Mais surveillez que l'épaule du côté **sain** ne s'abaisse pas, et au besoin soutenez-la par une béquille.

Le malade a-t-il les mouvements d'élévation de l'épaule limités, qu'il prenne par ses deux extrémités une barre à sphères. La tenant d'abord horizontalement les bras pendants, il dirigera ensuite la main du côté sain vers le côté malade de manière à ce que la barre pousse l'autre main en la forçant à s'élever (les deux mains ne quittant pas les deux extrémités de la barre). Il s'arrête lorsqu'il a pu placer la barre verticalement le long du côté malade.

Pour développer les mouvements de pronation

et de supination, on se sert de l'appareil suivant imaginé par le Dr Kouindjy.

Sur un axe terminé par une poignée est montée une roue dont on peut charger à volonté le volant (par exemple, en introduisant des écrous dans des trous pratiqués à cet effet). Le malade saisit la poignée à pleine main et fait un mouvement de pronation ou de supination. La roue, entraînée par la vitesse acquise, continue à tourner et augmente le mouvement de l'avant-bras si celui-ci est fléchi sur le bras (pronation et supination) ou de l'épaule si l'avant-bras est étendu sur le bras (rotation en dedans et en dehors).

Pour les mouvements de circumduction du poignet, ayez une roue de 60 centimètres de diamètre fixée au mur, et dont le centre est à la hauteur du coude. Sur un des rayons, placez de distance en distance des pitons auxquels vous pourrez, à l'aide d'un mousqueton de chaîne à chien, fixer une manette. Le malade se place face à l'appareil, l'avant-bras fléchi sur le bras, la main en supination ; fixez l'avant-bras, et le malade saisissant la manette fait tourner la roue ; le mouvement de circumduction aura une amplitude d'autant plus grande que le mousqueton s'éloignera du centre de la roue.

Pour les doigts, on peut utiliser les dispositifs suivants :

Un morceau de bois rond (manche à balai) d'une longueur de 5o centimètres, porte en son milieu une ficelle à laquelle est attaché un poids. Entre les doigts de la main malade, le patient fait tourner le morceau de bois de manière à enrouler ou à dérouler la ficelle.

Quand le malade a plus de force, il peut se servir des appareils pour renforcer les muscles des doigts, de la main, du poignet et de l'avant-bras que l'on trouve dans les maisons de sport et qui consistent en deux morceaux de bois mainte-nus écartés par un caoutchouc ou un ressort et qu'il s'agit de rapprocher.

Tournez sens dessus dessous un châssis de machine à coudre, en fixant le poignet ou les doigts sur ou sous le pédalier qu'ils feront mar-cher, vous aurez un appareil pour mobiliser ces articulations.

Sur un ballon maintenu en l'air par deux liens élastiques (ballon d'entraînement pour boxe), faites frapper les malades qui ne peuvent pas fer-mer le poing ; le choc mobilisera leurs doigts.

Avec les haltères, les barres à sphères, les mas-sues, vous pourrez faire exécuter à vos malades quantité d'exercices d'assouplissement ou de force.

On pourra également utiliser tous les appareils à caoutchouc servant d'exercicers.

II. — Membre inférieur.

Ayez une bicyclette surélevée, et sur la roue arrière organisez un système de freinage; supprimez la pédale du côté sain.

En pédalant en avant, le malade développera ses muscles *fessiers* et les *muscles postérieurs de ιa cuisse.*

En pédalant en arrière, il fera travailler son *quadriceps* fémoral.

Élevez le siège de manière à ce que le malade atteigne juste la pédale avec la pointe de son pied ; les muscles du mollet travailleront (région antérieure, marche normale ; région postérieure, marche arrière).

En faisant normalement marcher le pédalier d'une machine à coudre, vous développerez les mouvements de l'articulation tibio-tarsienne ; en effet, en éloignant le malade de la table, vous augmentez l'extension du pied sur la jambe ; en le rapprochant, au contraire, ce sont les mouvements de flexion qui sont développés.

Veillez avec soin à ce que la plante du pied ne

quitte jamais le pédalier. Au besoin fixez-la avec un lac.

En utilisant le dispositif de la figure 33 le malade développera les muscles de la région postérieure de la cuisse, et, s'il n'engage que la pointe du pied dans l'étrier, les muscles de la région postérieure de la jambe travailleront aussi.

En utilisant le dispositif de la figure 32, vous pouvez faire travailler le quadriceps fémoral. Pour cela, le malade, le dos tourné à l'appareil, sera assis sur une planche supportée par deux chaises. Il introduit le pied dans la poignée, et, en élevant et abaissant la jambe, il fait contracter son quadriceps.

Pour développer les muscles fessiers si importants, car le balancement latéral du tronc dans la marche est dû souvent à leur atrophie, placez deux tables côte à côte, mais laissez entre elles un espace de quelques centimètres; le malade se couche sur ces deux tables de manière à ce que la fente ainsi ménagée passe entre ses deux jambes. Entourez la cuisse malade avec une serviette nouée. A la partie de cette serviette qui correspond à la face interne de la cuisse, fixez une corde qui passe entre les deux tables et porte un

poids à son extrémité. Commandez au malade
d'écarter les jambes. Pour que l'exercice soit plus
dur, il suffit de rapprocher la serviette du pied.

Mettez sur le sol trois liteaux de 5 mètres de
long distants chacun de 25 centimètres; vous avez
ainsi deux pistes. Le malade place un pied dans
chacune et est obligé en les parcourant de placer
ses pieds normalement. Vous corrigerez ainsi
la rotation externe exagérée du pied, attitude
vicieuse très fréquente.

En disposant sur la longueur de la piste des
obstacles de hauteurs différentes, vous obligerez
le malade à coordonner les mouvements de flexion
des diverses articulations.

Fixez le pied au sol avec deux lanières de cuir.
Suivant que le malade placera son pied sain en
avant ou en arrière du pied immobilisé, le cou-
de-pied de celui-ci se trouvera en flexion ou en
extension. Avec ce dispositif vous pourrez aussi
faire travailler le genou.

Asseyez le malade sur un tabouret à roulettes
devant un mur où sont fixés d'une part une planche inclinée à 45° sur laquelle ses pieds sont atta-
chés à l'aide de deux courroies, et, d'autre part,
une barre retenue par des cordes. En tirant sur

là barre, il force son tabouret à se rapprocher du mur et fléchit les articulations de ses membres inférieurs. En étendant ensuite ceux-ci, il revient à sa position primitive.

Pour agir d'une manière active avec cet appareil, ne fixez que le pied malade sur la planchette et obligez le malade à rapprocher et à éloigner le banc sur lequel il est assis en utilisant seulement la jambe malade sans employer les bras ni la jambe saine.

En mettant la pointe du pied *sous* le pédalier de la machine à coudre, le malade fait travailler ses muscles fléchisseurs du pied. Le mouvement est d'autant plus dur que la pointe du pied se rapproche de l'axe du pédalier.

Il est inutile de multiplier les appareils destinés à faire travailler les muscles des membres inférieurs, car le meilleur exercice est encore la marche correcte.

Celle-ci peut être faite en levant à chaque pas le genou jusqu'à ce que la cuisse soit horizontale ; elle peut être faite dans la position accroupie (genoux maintenus tout le temps en flexion), sur la pointe des pieds, sur les talons, etc.

Vous pouvez faire monter ou descendre des

escaliers à vos malades ; ce sont des exercices pra-
tiques qui, faits correctement, développeront les
muscles atrophiés.

III. — Mouvements généraux.

On emploiera avec le plus grand bénéfice le
plan incliné à usages multiples de Hirtz dans lequel le blessé, assis sur une plateforme mobile,
agit sur toute une série d'agrès pour élever son
corps le long d'un châssis à inclinaison variable.
A son défaut on peut utiliser le banc à ramer.

Disposez côte à côte à une distance de 40 centimètres deux dispositifs semblables à celui de la
figure 32 et réunissez les deux cordes de traction par une barre de prise unique. Le malade
se placera face à l'appareil ou lui tournera le dos,
les jambes fendues comme pour un assaut d'es-
crime, et, en élevant et en abaissant la barre au-
dessus de sa tête, il fera travailler tous les muscles du tronc, des bras et des jambes.

Sur une table couchez le malade sur le ventre,
le tronc débordant dans le vide, les jambes main-
tenues par un aide ; en se baissant et en se relevant,
il fera travailler les muscles du dos. L'exercice
sera d'autant plus dur que les bras seront placés

le long du corps, sur les hanches, derrière la tête, allongés de chaque côté de la tête.

Pour développer les muscles abdominaux, le malade se couche sur le dos, puis il soulève les deux jambes à la fois jusqu'à la verticale, ou bien, les jambes étant fixées au sol, il soulève le tronc; comme pour les muscles du dos, la position des bras augmente ou diminue la difficulté de l'exercice.

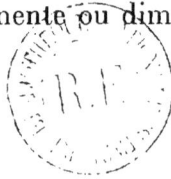

TABLE DES MATIÈRES

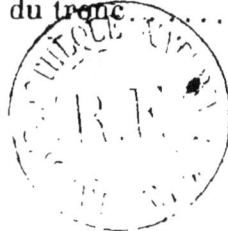

Toulouse, Typ. ÉDOUARD PRIVAT, rue des Arts, 14. — 1895

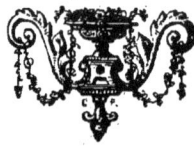

www.ingramcontent.com/pod-product-compliance
Lightning Source LLC
Chambersburg PA
CBHW071238200326
41521CB00009B/1531